RECHERCHES

SUR

L'ALCALOÏDE DE L'IPÉCACUANHA

Par A. GLÉNARD

Professeur de Chimie, Directeur de l'Ecole de médecine de Lyon, etc., etc.

PREMIÈRE PARTIE

EXTRACTION — COMPOSITION

Le Mémoire que j'ai l'honneur de présenter aujourd'hui à l'Académie est la première partie d'un travail que j'ai entrepris sur l'alcaloïde de l'ipécacuanha. Une observation que j'eus l'occasion de faire, il y a déjà une dizaine d'années, a été en quelque sorte le point de départ de ce travail. M'occupant à cette époque de recherches relatives au dosage de la quinine dans les quinquinas, je fus conduis à penser que ce procédé si simple et si net d'extraction de la quinine par la chaux et l'éther, qui fait la base de la méthode quinimétrique que j'ai publiée en collaboration avec M. Guilliermond, devait être susceptible de nombreuses et intéressantes applications. J'en fis l'essai sur beaucoup de substances, et notamment sur la racine d'ipécacuanha. Voici, pour ne parler que de celle-ci, ce que j'observai. Quelques grammes de poudre d'ipéca humectée d'eau, puis mêlés intimement avec une quantité égale de chaux délitée, donnent, quand on les agite dans un flacon avec de l'éther, une solution à peine teintée d'une légère nuance jaune, d'où, au moyen d'une eau acidulée quelconque et d'ammoniaque, on peut retirer immédiatement une émétine blanche et on quantité relativement peu abondante. Ce résultat me surprit, car il était en contradiction avec ce que les auteurs disent de l'émétine qu'ils représentent comme une substance à peine soluble dans l'éther et difficile à obtenir incolore. Mais ne pouvant dans le moment donner suite à mes recherches, je me bornai à noter cette observation, quitte à la reprendre plus tard.

La lecture que j'ai faite dernièrement, à l'occasion de recherches bibliographiques, d'un travail de M. Lefort sur l'émétine, publié dans le *Journal de Pharmacie*, en 1869, m'a remis ces faits en mémoire, en même temps qu'elle m'a décidé à en reprendre l'étude. Ce travail, dont je me plais à reconnaître toute l'importance, ne diminuait nullement à mes yeux l'intérêt de l'observation que j'ai citée. A coup sûr, M. Lefort, dans son procédé d'extraction de l'émétine, était arrivé à des résultats supérieurs à ceux de ses devanciers; mais l'essai que j'avais tenté au moyen de la chaux et de l'éther m'en avait donné et m'en promettait de meilleurs. Je me suis donc mis à l'œuvre. Les recherches que j'ai entreprises m'ont entraîné plus loin que je ne pouvais aller. Mon intention était primitivement d'expérimenter un procédé d'extraction de l'émétine ; mais le champ s'est élargi devant moi et je me suis trouvé, peu à peu, engagé dans une étude complète de l'émétine. Cette étude est loin d'être terminée ; mais en attendant qu'elle le soit, il m'a semblé que je pouvais en détacher une partie dont les résultats me paraissent acquis dès à présent, et en faire l'objet des deux chapitres dont se compose ce Mémoire.

CHAPITRE PREMIER

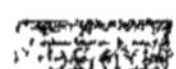

EXTRACTION DE L'ÉMÉTINE

Ce procédé, qui permet d'obtenir si facilement la quinine et qui consiste dans le traitement par la chaux, puis par l'éther, des produits qui la contiennent, est-il applicable à l'extraction de l'alcaloïde de l'ipécacuanha ? Ce procédé présente-il des avantages sur ceux en usage ? Comment doit-il être employé ? Voilà les questions que je m'étais proposé de résoudre et auxquelles répondront d'une façon suffisamment concluante, je le crois, les expériences, les faits qui vont être exposés dans ce chapitre.

Je décrirai tout d'abord une opération que j'ai faite sur de l'extrait alcoolique d'ipécacuanha et assez en grand pour me permettre d'étudier convenablement les différents points que j'avais à étudier.

100 grammes d'extrait alcoolique d'ipéca ont été mis dans nue capsule avec quantité égale d'eau et chauffés au bain-marie. Une partie de l'extrait s'est dissoute ; l'autre s'est seulement liquéfiée en prenant l'aspect d'une matière résineuse, noire, fondue. J'ai ajouté alors par portions successives et en mêlant bien chaque fois de la chaux délitée jusqu'à ce que toute la matière ait été amenée à l'état pulvérulent. La quantité de chaux nécessaire pour obtenir ce résultat a été de 150 grammes. Ce mélange a été introduit tel quel dans un appareil de déplacement et lavé avec de l'éther à 62°.

Les premières portions d'éther qui se sont écoulées après avoir traversé la poudre étaient nettement colorées en jaune ; la solution éthérée d'acide oxalique y produisait un abondant précipité. Mais les lavages successifs amenèrent bientôt un éther incolore et ne donnant plus qu'un trouble à peine sensible par l'addition de la solution éther-oxalique (1). A ce moment, la poudre me paraissant épuisée, je cessai le lavage ; un litre d'éther avait été employé. J'obtins ainsi un liquide éthéré à peine coloré en jaune et qui devait contenir en solution l'alcaloïde primitivement existant dans les 100 grammes d'extrait mis en œuvre et que la chaux avait rendu libre. Mais la totalité de l'alcaloïde était-elle là ? N'en était-il point resté dans la poudre ? C'est ce que j'ai voulu savoir avant d'aller plus loin. Pour cela, j'ai fait l'opération suivante :

Le mélange extrait de l'appareil à déplacement a été introduit dans un ballon et chauffé au bain-marie pour en dégager l'éther. Puis je l'ai fait bouillir à plusieurs reprises avec de l'alcool à 0,92°. Les décoctés filtrés bouillants m'ont donné un litre et quart d'un liquide coloré en jaune-rougeâtre. J'ai distillé et réduit au volume de 50°. Ce résidu, fortement coloré en

---

(1) La solution d'acide oxalique dans l'éther constitue un réactif précieux pour déceler la présence d'un alcali en solution dans l'éther. Sa sensibilité est extrême.

brun-rougeâtre, a été mis dans une capsule, et j'ai continué
l'évaporation au bain-marie. Celle-ci a été arrêtée au moment
où il ne restait plus que quelques centimètres cubes de liquide
dans la capsule. A ce moment, il s'était produit un change-
ment notable dans ce liquide. Il s'était divisé en deux parties :
l'une brune-noirâtre, en gouttelettes comme oléagineuses ;
l'autre aqueuse et trouble. Après quelques heures, la matière
brune était devenue solide et adhérente aux parois de la capsule, tandis que la couche, colorée aussi, s'était prise en une
sorte de bouillie cristalline. J'ai lavé avec de l'eau distillée ;
les cristaux se sont dissous et la matière résinoïde a résisté,
mais a pris un aspect grisâtre. Avec un peu d'eau acidulée
par l'acide chlorhydrique, elle s'est dissoute en donnant un
liquide jaune qui précipite par l'ammoniaque et par les réactifs
généraux des alcaloïdes.

Evidemment cette substance est un alcaloïde. Est-ce de
l'émétine ? Est-ce un produit d'altération de celle-ci ? C'est ce
que je ne veux pas examiner en ce moment. Je me borne à
constater qu'une certaine quantité de matière alcaline a
échappé au traitement par l'éther ; que cette quantité, qui s'é-
lève tout au plus à deux ou trois décigrammes, est tout à fait
insignifiante et aurait pu être enlevée par des lavages plus
prolongés.

Il résulte de là qu'en mêlant dans des conditions convenables de l'extrait d'ipéca avec de la chaux et traitant le
mélange par l'éther, on peut obtenir tout l'alcaloïde contenu
dans cet extrait. C'est là un premier fait acquis sur lequel
je n'ai pas besoin d'insister pour en faire ressortir l'importance.

Revenons maintenant à la solution éthérée d'émétine obte-
nue comme il a été dit, et voyons comment l'émétine en a été
retirée.

Dans cette solution, j'ai introduit 100 grammes d'eau distillée contenant 5 grammes d'acide chlorhydrique pur; j'ai agité
vivement pour mettre en contact l'eau et l'éther, puis
abandonné le tout au repos. Au bout de peu de temps, le
liquide s'est séparé en deux couches: l'une éthérée, incolore ;
l'autre aqueuse, colorée en jaune et légèrement fluorescente. Je
les ai séparées avec soin. L'éther a été immédiatement distillé
dans le but de le rectifier et en même temps d'examiner s'il

tenait encore quelque matière en solution. Il n'a laissé pour résidu qu'un peu d'eau acide dans laquelle nageaient quelques gouttes d'une matière graisseuse.

Quant à la couche aqueuse, j'en ai fait deux parts très-inégales, que je me proposai de soumettre chacune à une expérimentation différente.

La première part, la plus faible, fut employée à la préparation de l'émétine. En y ajoutant de l'ammoniaque, j'obtins aussitôt un abondant précipité blanc que je recueillis sur un filtre et que je lavai soigneusement. Ce précipité, d'abord très-volumineux, éprouva bientôt une sorte de retrait dû à l'agglomération de ses particules ; dès qu'il fut égoutté, je le divisai en petites portions que je plaçai sur des doubles de papier à filtre pour le faire sécher à l'abri de la lumière. Après dessiccation, il m'est resté de petits fragments durs résinoïdes qui, par la trituration, se sont réduits en une poudre presqu'incolore. Cette matière présentait tous les caractères que les auteurs attribuent à l'émétine pure.

L'autre portion de liquide, qui représentait environ les 3/4 du liquide primitif, avait été mise en réserve pour servir à l'étude d'un fait que j'avais observé et qu'il importait d'éclairer. Quelques gouttes de ce liquide étaient restées dans le fond du vase qui l'avait contenu primitivement. En reprenant ce vase quelques heures après, j'y trouvai de longs cristaux aiguillés et blancs. Cela ne pouvait moins faire que de me surprendre. Je ne pouvais deviner l'origine de ces cristaux. Tous les auteurs, qui ont expérimenté sur l'émétine, considèrent ces sels comme incristallisables ; M. Lefort, dans le travail que j'ai cité en commençant, déclare qu'il n'a pu parvenir à faire cristalliser le chlorhydrate d'émétine. Que pouvaient donc être ces cristaux ? Je devais m'efforcer de le savoir. Pour y arriver, je tâchai de provoquer leur formation en plus grande quantité en concentrant par l'évaporation le liquide qui les tenait en dissolution. Je procédai à cette évaporation avec toutes les précautions possibles ; je l'ai faite au bain-marie, non tout d'un coup, mais en plusieurs fois, dans la crainte de dépasser le point de cristallisation et d'amener le sel à l'état gommeux ; chaque fois le volume du liquide était diminué d'une petite quantité, puis abandonné pendant 24 ou 48 heures pour laisser aux cristaux le temps de se former.

C'est seulement lorsque la solution eût été réduite au quart de son volume que la cristallisation se montra. Les premiers cristaux se montrèrent à la surface du liquide au contact de la capsule ; d'autres apparurent bientôt au fond et dans l'épaisseur, si bien qu'après quelques heures tout se prit en une masse solide d'un blanc mat.

Les cristaux, examinés avant que la solidification complète du liquide ait eu lieu, présentaient un aspect remarquable ; ils étaient en petites masses demi-sphériques, tantôt isolées, tantôt réunies ; leur surface, régulièrement bosselée, les faisait ressembler à une mûre. Au microscope, on reconnaissait aisément que ces cristaux étaient formés de petits faisceaux arrondis de fines aiguilles, accolés les uns aux autres et partant d'un centre commun.

A voir le volume qu'il occupait, j'aurais cru le produit cristallisé ainsi obtenu en quantité considérable ; mais en en plaçant un peu sur du papier à filtre, je fus bien vite détrompé. Dans ces conditions, ce produit abandonna beaucoup d'eau, diminua beaucoup de volume et se réduisit à fort peu de chose. Après dessiccation, il ne resta plus qu'une faible quantité de matière qui, par son état, par son aspect, ne présentait plus aucune ressemblance avec la matière primitive. C'étaient de petits fragments contournés sur eux-mêmes, d'un aspect corné, d'un blanc-jaunâtre, durs et friables, dans lesquels on ne découvrait plus de texture cristalline.

L'observation de ces faits m'a guidé dans la marche que j'avais à suivre pour isoler et purifier les cristaux qui s'étaient pris en masse dans ma capsule. Pour les dépouiller autant que possible de l'eau mère, et en même temps pour ne pas perdre cette eau mère, qui pouvait fournir encore des cristaux par une évaporation nouvelle, ou servir à la préparation de l'émétine en la précipitant par l'ammoniaque, je plaçai toute la masse cristalline dans un petit linge mouillé où je la comprimai d'abord légèrement, puis à l'aide de la presse ; lorsqu'il ne s'en écoula plus de liquide, je la mis entre des doubles de papier joseph et la soumis à une forte compression pendant plusieurs heures. J'ai obtenu ainsi une sorte de gâteau très-blanc, dur, se réduisant facilement en poudre sous le pilon. Ce gâteau a été placé dans une petite capsule avec environ 10 fois son poids d'eau distillée. La plus grande partie

s'est dissoute à froid ; le reste, en chauffant légèrement. J'ai
filtré pour séparer des fibrilles de linge et des débris de papier qui flottaient dans le liquide. Il s'est fait ainsi une solution incolore, d'une réaction à peine acide, qui, abandonnée à
elle-même, n'a pas tardé à cristalliser, en donnant de beaux
cristaux, d'un blanc de lait et de même forme que la première fois ; ou bien qui, traitée par l'ammoniaque, fournit
une émétine tout à fait blanche et pure.

Les eaux mères de la première cristallisation, qui étaient
fortement coloriées, ont été soumises à une nouvelle évaporation ; elles ont encore fourni quelques cristaux, mais en trop
petite quantité pour que j'aie cru bon de les retirer. Ces eaux
ont alors été employées à la préparation de l'émétine.

L'expérience que je viens de rapporter longuement m'a
livré, comme on le voit, d'importants, je dirai mieux, de déci-
sifs résultats. En effet, pour quiconque en a suivi attentive-
ment les détails, il doit être démontré 1° que par l'emploi
combiné de la chaux et de l'éther on peut retirer de l'extrait
d'ipécacuanha tout l'alcaloïde qu'il contient ; 2° que l'alcaloïde,
obtenu ainsi, diffère, soit par sa nature, soit par sa pureté,
de celui qu'on obtient par les autres procédés, puisqu'il peut
facilement être amené à l'état de chlorhydrate cristallisé ; ce
qui ne peut se faire avec l'émétine telle qu'on la connaît. En
conséquence de ces faits, je me crois, dès à présent, autorisé
à dire que cette opération, que j'ai exécutée sur 100 grammes
d'extrait d'ipéca, constitue par elle-même une méthode d'extraction de l'émétine qui, par sa simplicité, par sa rapidité,
ainsi que par la nouveauté et l'excellence de ses résultats,
l'emporte beaucoup sur les méthodes antérieures, sans en
excepter celle qui a été indiquée par M. Lefort.

La conclusion que je viens de poser pourrait évidemment
terminer ce chapitre, car elle répond d'une façon suffisamment nette aux questions que je m'étais proposé de résoudre ;
mais en dehors de l'expérience décrite ci-dessus, j'ai fait bon
nombre de recherches, d'essais, que je ne saurais passer
entièrement sous silence, en raison de l'intérêt à la fois pratique et scientifique qu'ils présentent. Je vais en faire connaître les principaux, en les rattachant sous forme d'observations aux différents temps dont se compose notre nouvelle
méthode d'extraction de l'émétine.

1º *Emploi de la chaux.* — Dans l'opération que j'ai décrite, je me suis servi, comme on l'a vu, de l'extrait alcoolique d'ipéca ; mais cela n'est nullement nécessaire ; on peut agir directement sur l'ipéca lui-même et arriver au même résultat. Dans ce cas, on prend de la poudre d'ipéca, que l'on additionne de la quantité d'eau nécessaire pour en mouiller toutes les particules ; puis on mêle entièrement avec de la chaux éteinte qu'on ajoute peu à peu, et jusqu'à ce que le mélange soit amené à l'état pulvérulent. Ce mélange peut alors être traité tel quel par l'éther ; il est préférable cependant de le faire sécher auparavant. Il se comporte exactement comme celui fait avec l'extrait.

Ce procédé a, sur le premier, l'avantage de la promptitude ; mais il a l'inconvénient, en raison du volume plus considérable de matière sur lequel on opère, d'exiger l'emploi d'une plus grande quantité d'éther et par suite d'exposer à en perdre davantage. Toutefois, cet inconvénient doit être considéré comme de peu d'importance, attendu qu'il est facile d'y remédier par l'emploi d'appareils convenables.

Je dois faire remarquer, en passant, que ce mode de traitement est susceptible d'une utile application à l'analyse des ipécacuanhas. J'ai déjà fait à ce sujet, quelques essais dont j'espère faire connaître bientôt les résultats.

On peut encore employer la chaux d'une autre manière, en la faisant agir sur un macératum d'ipéca obtenu à l'aide d'une eau acidulée. Je crois devoir décrire avec quelques détails une opération que j'ai faite suivant ce procédé, et dans le cours de laquelle j'ai pu faire quelques observations utiles.

J'ai pris 200 grammes d'ipéca en poudre ; (Il convient que la poudre ne soit pas trop ténue ; autrement elle s'agglomère, fait pâte avec l'eau et se prête mal aux lavages.) je les ai délayés avec 500 grammes d'eau distillée contenant 20 grammes d'acide sulfurique au litre. Après deux heures de macération, j'ai agité pour remettre la poudre en suspension et j'ai jeté le tout sur un filtre. Il s'est écoulé un liquide fortement coloré en brun noirâtre ; j'ai lavé le dépôt sur le filtre avec de l'eau 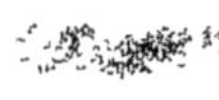 acidulée, jusqu'à ce que la liqueur filtrée fût à peu près incolore. J'ai obtenu ainsi environ un litre et demi de solution acide, dans laquelle j'ai ajouté, en grand excès, un lait de chaux épais. (Il est bon d'employer la chaux en excès, attendu

que l'émétine se trouve mieux divisée, et, par suite, plus ac-
cessible à l'action des dissolvants.) Il s'est formé un dépôt
très-abondant qui a été recueilli sur un filtre et lavé.

Cette opération m'a fourni deux produits : un précipité
légèrement jaunâtre et un liquide fortement coloré et très-
alcalin. Il m'importait de savoir si tout l'alcaloïde avait été
précipité et se trouvait dans le dépôt calcaire, ou si une partie
avait été entraînée par le liquide filtré. Pour m'en assurer,
j'entrepris d'évaporer ce liquide au bain-marie. Bien avant
que sa température eût atteint 100°, je remarquai qu'il se
troublait fortement, qu'un dépôt assez abondant s'y produisait. Voulant connaître la nature de ce dépôt, je le recueillis
sur un filtre, je le lavai complètement, puis, après l'avoir
séché au bain-marie, je le traitai, à plusieurs reprises, par
l'alcool bouillant. Le décoctum alcoolique filtré était d'une
coloration jaune fortement prononcée. Distillé à siccité, il a
laissé une matière d'apparence résinoïde brunâtre et en quantité assez notable. Cette matière traitée par de l'eau acidulée
s'y est dissoute presque complètement en donnant une solution jaune dans laquelle l'ammoniaque a produit un abondant
précipité en flocons d'un blanc-jaunâtre. La substance ainsi
précipitée comme un alcaloïde, je me propose de l'étudier plus
tard et de rechercher les rapports qu'elle peut avoir avec
l'émétine.

Ainsi donc, en traitant à froid le maceratum d'ipéca par la
chaux, toute la matière alcaloïde ne se précipite pas ; elle se
divise en deux parts fort inégales, dont l'une reste dans le
liquide et l'autre va dans le dépôt. J'attache une grande
importance à cette observation ; je crois pouvoir y trouver
l'explication de certains faits relatifs à l'émétine, qui sont
encore très-obscurs aujourd'hui.

Quant au dépôt calcaire, après l'avoir fait sécher, je l'ai
lavé avec de l'éther. Il a donné une solution presqu'incolore,
d'où j'ai retiré du premier coup du chlorhydrate cristallisé,
tout à fait blanc. Je me suis assuré que la poudre calcaire
avait cédé tout son alcaloïde à l'éther.

En résumé, on voit par ce qui précède que dans notre méthode d'extraction de l'émétine, la chaux peut être employée
de trois manières différentes, en la mêlant : 1° avec de la
poudre d'ipécacuanha ; 2° avec l'extrait alcoolique ; 3° avec un

macératum obtenu à l'aide d'une eau acidulée. Ces trois manières de procéder donnent de très-bons résultats ; cependant je préfère la dernière que je trouve plus économique, et qui fournit du premier jet un chlorhydrate ou une émétine tout à fait purs, grâce sans doute à cette séparation de la substance alcaline, en deux parties, dont j'ai parlé, et qui s'effectue dans le sein même du macératum, lors de la précipitation par la chaux.

2° *Extraction de l'émétine du mélange calcaire.* — Pour effectuer cette opération, je me suis servi d'éther, mais j'ai constaté qu'on peut, avec un égal succès, employer la benzine. Je n'ai pas expérimenté les huiles légères de pétrole, mais je suis porté à croire qu'elles pourraient remplir le même office. Il n'en est pas de même du sulfure de carbone, qui m'a paru exercer sur l'émétine [une action toute spéciale sur laquelle j'aurai à revenir un jour.

3° *Extraction de l'émétine de sa solution éthérée.* — C'est en agitant cette solution avec de l'eau acidulée par l'acide chlorhydrique que j'en sépare l'émétine ; mais, à moins qu'on ne se propose d'obtenir du chlorhydrate d'émétine, il n'est pas nécessaire de se servir pour cela d'acide chlorhydrique ; on pourra employer tout autre acide ; j'en excepte, cependant, l'acide nitrique, à cause de l'action altérante qu'il exerce sur l'émétine.

4° *Précipitation de l'émétine de son chlorydrate.* — J'ai fait, à ce propos, diverses observations qui me paraissent très-importantes et sur lesquelles je crois devoir appeler l'attention. Quand on ajoute de l'ammoniaque dans une solution de chlorhydrate d'émétine, on n'en précipite jamais l'alcaloïde, quelle que soit la quantité d'ammoniaque qu'on ajoute et quel que soit l'état de neutralité de la solution. Il est facile de vérifier ce fait. Qu'on évapore fortement le liquide après l'avoir filtré ; qu'on y ajoute alors de la potasse ou de la soude et l'on verra s'y former un précipité blanc entièrement soluble dans l'éther.

Une solution acide de chlorhydrate retient plus d'émétine qu'une solution neutre ; elle en retient d'autant plus qu'elle est plus avide. A quelle cause doit-on attribuer ces faits ? Au premier abord, on est disposé à ne voir là qu'un phénomène de solubilité très-simple en lui-même et qu'on peut exprimer en disant : l'émétine est soluble dans le sel ammoniac. Pareille manière de voir trouverait sa confirmation dans le fait suivant : Si dans une solution suffisamment étendue de chlorhydrate on précipite l'émétine par l'ammoniaque, le précipité se redissout quand on y ajoute une solution de sel ammoniac.

Mais en examinant les choses de plus près, j'ai pu me convaincre qu'il ne s'agissait pas là d'un simple phénomène de solubilité, mais d'une véritable réaction chimique qui s'effectue entre l'émétine et le sel ammoniac, et dont le résultat final est la formation d'un chlorhydrate doublé d'émétine et d'ammoniaque. Je pourrais donner beaucoup de preuves à l'appui de cette opinion ; je me contenterai des suivantes :

Qu'on délaie dans un mortier un peu d'émétine sèche avec de l'eau, puis qu'on y ajoute du sel ammoniac en solution, l'émétine se dissoudra peu à peu ; que l'on évapore la solution et l'on obtiendra une belle cristallisation ressemblant beaucoup à celle du chlorhydrate. Si maintenant on examine les cristaux après les avoir débarrassés de l'eau-mère, on trouvera qu'ils contiennent de l'ammoniaque.

Que, d'autre part, on place un peu d'émétine sèche et en poudre dans un verre à expérience et qu'on y ajoute deux ou trois centimètres cubes de la solution de sel ammoniac, on pourra constater d'abord que la poudre d'émétine s'agglomère et prend un aspect résinoïde, ce qui n'a pas lieu dans l'eau pure ; que de l'ammoniaque se dégage, et que, peu à peu, la petite masse résinoïde de couleur jaune, subissant une sorte de métamorphisme, se transforme sur place en une masse blanche et cristalline.

Il est évident, d'après cela, que l'émétine, mise en contact avec la solution de sel ammoniac, le décompose partiellement pour se transformer en chlorhydrate et former un sel double en s'unissant avec le chlorhydrate d'ammoniaque. C'est ainsi que s'explique la solubilité de l'émétine dans ce sel.

Cette action décomposante de l'émétine sur le sel ammoniac est un fait nouveau ; il n'a été encore observé, que je sache, ni avec l'émétine, ni avec aucun alcaloïde. Cette action appartient-elle aux autres alcaloïdes ? Cela me paraît probable, car déjà j'ai constaté que la quinine se comportait comme l'émétine et pouvait donner des cristaux dans les mêmes circonstances. S'étendra-t-elle aux autres ammoniacaux ? Je l'ignore ;

je n'ai fait encore aucun essai dans ce sens. Quoi qu'il en soit, il y a là matière à d'intéressantes et certainement fructueuses recherches.

La conclusion pratique à tirer de cette observation, c'est que, dans la préparation de l'émétine, si on tient à ne pas en perdre, il convient de ne pas employer son chlorhydrate, surtout si ce sel est fortement acide.

Je terminerai là ce chapitre; j'en ai dit assez pour que chacun puisse apprécier la valeur de la méthode d'extraction de l'émétine que j'ai tracée et en faire avec succès l'application.

CHAPITRE II

COMPOSITION DE L'ÉMÉTINE ET DU CHLORHYDRATE D'ÉMÉTINE

En procédant, comme il a été dit au chapitre précédent, à l'extraction de l'alcaloïde de l'ipécacuanha, j'ai été mis en possession d'un produit que je puis dire nouveau, d'un chlorhydrate cristallisé qu'aucun expérimentateur n'avait pu obtenir jusqu'ici. En présence d'un résultat aussi inattendu, j'étais autorisé à supposer que la base de ce chlorhydrate n'était pas l'émétine, mais un alcaloïde inconnu, dont l'existence venait de se révéler, grâce au procédé que j'avais employé dans le traitement de la matière première où il était contenu. Cette supposition ne s'est pas confirmée. Des essais que j'ai faits dans le but de fixer mon opinion à ce sujet, il est résulté pour moi la conviction que l'alcaloïde du chlorhydrate cristallisé et l'émétine ne sont qu'une seule et même substance ; que les dissemblances que l'on peut observer entre ces deux alcaloïdes doivent être attribués à un état de pureté différent ; que l'un est de l'émétine pure et l'autre de l'émétine souillée d'une matière étrangère.

Une semblable manière de voir me conduisait naturellement à suspecter l'exactitude de la composition que l'on a donnée de l'émétine. En effet, M. Lefort, dans le travail que j'ai déjà cité, s'appuyant, d'une part, sur la composition en centièmes de l'émétine établie par M. Dumas, en 1823, et, d'autre part, sur la composition du chlorhydrate et du sulfate d'émétine, qui résulte de ses propres analyses, a cru pouvoir représenter l'émétine sous la formule $C^{60}\ H^{44}\ Az^{22}\ O^{16}$. Mais l'émétine analysée par M. Dumas était-elle bien pure ? Et le chlorhydrate amorphe, préparé et analysé par M. Lefort, présente-t-il les caractères d'un composé défini ? Il est permis d'en douter et, par suite, de n'avoir pas une confiance absolue dans la formule que je viens de rappeler.

La bonne fortune m'ayant mis en main un composé défini d'émétine avec lequel je pouvais obtenir de l'émétine tout à fait pure, j'en ai profité pour vérifier la composition de cet alcaloïde. Voici comment j'ai procédé :

Tout d'abord, j'ai dû me procurer une provision suffisante de chlorhydrate d'émétine. Pour cela, j'ai mis en opération 300 grammes d'extrait d'ipéca que j'ai traités, comme il a été dit au chapitre précédent.

Le chlorhydrate obtenu a été cristallisé trois fois. Les deux premières fois, la masse cristallisée a été pressée fortement pour en exprimer l'eau mère ; la troisième fois, les cristaux ont été seulement égouttés, puis placés sur du papier à filtre. Lorsqu'ils m'ont paru sec, je les ai triturés, puis exposés audessus de l'acide sulfurique pendant deux jours ; j'ai achevé de les sécher en les maintenant à l'étuve à une température de 110 à 120°. J'ai obtenu ainsi un sel parfaitement blanc, donnant avec l'eau une solution incolore et neutre en tournesol.

L'eau mère de ces cristaux m'a servi à la préparation de l'émétine. Je l'ai précipitée par l'ammoniaque ; le précipité a été recueilli sur un filtre et lavé jusqu'à ce qu'il ne donnât plus de réaction par le nitrate d'argent. Après dessication à l'air libre, il a été porté à l'étuve et maintenu à une température de 110 à 120°. Là, il s'est fondu et transformé en une matière vitreuse, transparente d'une couleur blonde.

C'est sur ces matières ainsi préparées et présentant, je crois, les plus grandes garanties de pureté que j'ai exécuté les analyses dont je vais donner les résultats :

1° *Emétine(A)*. 0 gr. 221 de matière $\left\{\begin{array}{ll} 0.587 & \text{acide carboniq.} \\ 0.172 & \text{eau.} \end{array}\right.$ ont donné.

0 gr. 5 de matière ont donné.   0.0264 azote.

(B). 0 gr. 3 émétine ont donné ..... $\Big\{$ 0.232 eau. 0.793 acide carboniq.

0 gr. 5 émétine ont donné...... 0.0271 azote.

La composition en centièmes, calculée d'après ces résultats, doit se représenter ainsi :

	A	B
Carbone............	72.43	72.08
Hydrogène	8.64	8.59
Azote.............	5.28	5.42
Oxygène	13.65	13.91

2° *Chlorhydrate d'émétine.* — 0 gr. 48 sel ont donné 0 gr. 242 de chlorure d'argent. Tout calcul fait, je trouve que l'équivalent du chlorhydrate d'émétine est égal à 284.62 et celui de l'émétine à 248.12 : que ce sel contient 12.81 0/0 d'acide chlorhydrique ou 12.46 de chlore.

Deux combustions et deux dosages d'azote m'ont donné les nombres moyens suivants : Azote, 4.75 0/0 ; carbone, 63.00 ; hydrogène, 8.15.

La composition en centièmes s'exprimerait donc ainsi :

Carbone	63.00
Hydrogène	8.15
Azote................	4.75
Oxygène	11.64
Chlore...............	12.46

Ces résultats diffèrent considérablement de ceux que M. Lefort a indiqués dans son Mémoire et qui l'ont conduit à donner à l'émétine la formule citée plus haut. Aussi ne saurais-je admettre cette formule. D'après les expériences que je viens de rapporter, voici comment on doit représenter l'émétine et son chlorhydrate :

$$C^{30} \ H^{22} \ Az^7 \ O^4 \qquad\qquad C^{30} \ H^{22} \ Az^7 \ O^4 \ H\,Cl$$

ÉMÉTINECHLORHYDRATE D'ÉMÉTINE

La composition en centièmes, l'équivalent de l'émétine et de son chlorhydrate, calculés d'après ces formules, donnent des nombres qui s'accordent d'une manière très-satisfaisante avec ceux fournis par l'expérience. On peut en juger par le rapprochement ci-dessous :

	ÉMÉTINE		CHLORHYDRATE	
	Théorie	Exp.	Théorie	Exp.
Equivalent..	248.00	248.12	284.05	284.12
Carbone....	72.58	72.43	63.26	63.00
Hydrogène .	8.87	8.64	8.08	8.15
Azote......	5.64	5.28	4.92	4.75
Oxygène ...	12.90	13.65	11.24	11.64
Chlore	»	»	12.47	12.46

Je me crois donc autorisé à proposer cette formule nouvelle et j'ai la confiance que des recherches, qui seront faites ultérieurement, ne pourront que la confirmer.

Là se termine la première partie du travail que j'ai entrepris sur l'alcaloïde de l'ipécacuanha. Je poursuis mon étude et j'espère en pouvoir faire connaître bientôt les résultats. Je serai heureux si l'Académie daigne accorder à ce travail quelque intérêt.

Lyon, le 7 juillet 1875.

A. GLÉNARD.